Amour et Maturité :
Guide des Relations Amoureuses pour les Quarantenaires

Georges CESTELLA

Chapitre 1 : Introduction à l'Amour à Quarante Ans

Lorsque l'on aborde le sujet des relations amoureuses à quarante ans, on entre dans une période de la vie où l'expérience, la maturité et les attentes ont évolué.

Très souvent à cet âge, les individus peuvent se retrouver dans des situations variées : célibataires, divorcés, parents, ou encore en couple depuis peu ou plusieurs années. Cette étape de la vie peut être également synonyme de redécouverte de soi, de réflexion sur ses succès et échecs amoureux passés et de réorientation vers de nouveaux horizons sentimentaux.

Cet ebook se veut une exploration des défis, des opportunités et des dynamiques uniques qui caractérisent les relations amoureuses à quarante ans. Il met en lumière les aspects émotionnels, sociaux et culturels qui façonnent cette période de la vie.

Le but ultime, c'est d'aider les quarantenaires et bien d'autres à vivre ou plutôt à revivre des relations amoureuses et sentimentales réussies.

1.1- Redéfinir l'amour à la quarantaine

À quarante ans, l'amour prend souvent une nouvelle signification, teintée d'expérience et de maturité. Il ne s'agit plus seulement de passion effrénée dans l'expression de ses sentiments ou de romantisme idéalisé dans ses relations amoureuses, mais plutôt d'une connexion profonde et enrichissante avec son et sa partenaire, basée sur la compréhension mutuelle, le respect et la stabilité.

À cet âge, les relations amoureuses peuvent être perçues comme un partenariat équilibré où les individus s'engagent à se soutenir, à s'encourager et à évoluer ensemble.

Les attentes des deux parties impliquées dans la relation peuvent être plus réalistes, axées sur la construction d'une relation solide et durable plutôt que sur des contes de fées. L'amour à quarante ans peut également impliquer une acceptation plus profonde de soi et des autres, ainsi qu'une volonté de prendre le temps nécessaire pour nourrir et cultiver une relation amoureuse significative.

En somme, redéfinir les relations amoureuses à la quarantaine signifie embrasser la richesse de l'expérience et de la maturité pour créer des liens sentimentaux authentiques et durables.

1.2- Les défis uniques auxquels sont confrontés les quarantenaires dans leurs relations amoureuses

Les gens de quarante ans et plus font souvent face à une série de défis uniques dans leurs relations amoureuses en raison de leur âge, de leur expérience passée et de leurs responsabilités.

En effet, à quarante ans, de nombreuses personnes ont vécu des relations passées, parfois avec des hauts et des bas. Elles peuvent porter avec elles des charges émotionnelles qui influencent leurs perspectives et leurs comportements dans de nouvelles relations.

Les quarantenaires peuvent ressentir une pression sociale, familiale ou même personnelle pour se marier ou se remarier, avoir des enfants ou atteindre certains objectifs de vie. Cette pression peut créer du stress supplémentaire dans leurs relations amoureuses.

La plupart des quarantenaires ont des responsabilités familiales, comme l'éducation des enfants, la prise en charge des parents âgés ou la gestion d'une carrière exigeante. Concilier ces responsabilités avec une vie amoureuse et sentimentale peut être complexe et exigeant.

Pour certains, à quarante ans, ils sont sont établis dans leur carrière et cherchent à maintenir une stabilité financière. Cela peut influencer leurs décisions en matière de relations amoureuses, notamment en recherchant un partenaire qui partage des valeurs similaires en matière de travail et de finances.

Les quarantenaires peuvent être en pleine période de réflexion sur leur identité, leurs objectifs de vie et leurs aspirations personnelles. Cela peut entraîner des changements dans leurs désirs et leurs besoins relationnels, ce qui peut être déroutant pour eux-mêmes et pour leurs partenaires.

En naviguant à travers ces défis, les quarantenaires ont l'occasion de construire des relations amoureuses fondées sur la compréhension, le soutien mutuel et la croissance personnelle, ce qui peut conduire à des liens profonds et significatifs à long terme.

Chapitre 2 : Connaissance de Soi et Acceptation

2.1- L'importance de la connaissance de soi dans les relations amoureuses

La connaissance de soi est un élément essentiel dans les relations amoureuses, surtout à l'âge de quarante ans et au-delà, car elle permet aux acteurs impliqués dans la relation de comprendre leurs propres besoins, désirs, limites et valeurs.

En effet, en comprenant ses propres objectifs et aspirations dans la vie, une personne peut choisir un partenaire dont les objectifs sont compatibles avec les siens, ce qui favorise une relation amoureuse plus harmonieuse et épanouissante.

La connaissance de soi permet à une personne d'exprimer ses besoins, ses désirs et ses limites de manière claire et assertive dans la relation. Cela favorise une communication ouverte et honnête, essentielle pour résoudre les conflits et renforcer la connexion émotionnelle entre partenaires.

En comprenant ses propres forces et faiblesses, une personne peut contribuer de manière équilibrée à la relation, évitant ainsi les déséquilibres de pouvoir ou les attentes irréalistes l'un envers l'autre.

La connaissance de soi permet à une personne de prendre des décisions éclairées dans sa vie amoureuse, en évitant les relations toxiques ou incompatibles et en choisissant des partenaires qui contribuent à son bien-être émotionnel et mental.

En se connaissant mieux, une personne peut identifier les domaines où elle peut encore évoluer et s'améliorer, que ce soit sur le plan émotionnel, intime, comportemental ou relationnel. Une relation amoureuse peut alors devenir une source de croissance personnelle et d'épanouissement.

En fin de compte, la connaissance de soi est la base d'une relation amoureuse saine et équilibrée, car elle permet aux individus de s'engager de manière authentique et éclairée, créant ainsi des liens profonds et significatifs avec leur partenaire.

2.2- Identifier vos besoins, désirs et valeurs dans une relation

Identifier ses besoins, désirs et valeurs dans une relation amoureuse est crucial pour établir des liens significatifs et durables.

Pour y parvenir, prenez d'abord le temps d'identifier ce dont vous avez besoin pour vous sentir émotionnellement et sentimentalement comblé dans une relation. Cela peut inclure le soutien, la compréhension, la communication ouverte, le respect, la confiance, etc.

Ensuite, réfléchissez à ce que vous désirez dans une relation, tant sur le plan émotionnel, intime que physique. Cela peut inclure l'affection, l'intimité, le partage d'activités, la croissance personnelle, etc.

Réfléchissez aussi aux principes et aux croyances qui sont importants pour vous dans une relation. Cela peut inclure l'honnêteté, la loyauté, le respect mutuel, la compassion, etc.

Une fois que vous les avez identifiés, communiquez et partagez-les ouvertement avec votre partenaire. La communication claire et honnête est essentielle pour établir des attentes mutuelles et construire une relation solide.

Soyez attentif aux besoins, désirs et valeurs de votre partenaire. Écoutez activement ce qu'il ou elle exprime comme besoins, désirs et valeurs, et assurez-vous de les respecter et de les prendre en compte dans la relation.

En identifiant et en honorant vos propres besoins, désirs et valeurs, ainsi que ceux de votre partenaire, vous créez les bases d'une relation amoureuse saine, épanouissante et équilibrée.

2.3- L'acceptation de soi et des autres dans le processus de datation à quarante ans

L'acceptation de soi et des autres joue un rôle crucial dans le processus de datation à quarante ans, car à cet âge, les individus ont souvent une meilleure compréhension de qui ils sont et de ce qu'ils veulent dans une relation.

À quarante ans, la plupart ont traversé suffisamment d'expériences pour comprendre leurs forces, leurs faiblesses, leurs imperfections et leurs qualités. L'acceptation de soi implique d'embrasser ces aspects de soi-même et de cultiver la confiance en soi nécessaire pour s'engager dans des relations amoureuses authentiques.

Être à l'aise avec qui vous êtes vous permet d'être authentique dans le processus de datation. Vous n'avez pas besoin de prétendre être quelqu'un que vous n'êtes pas pour être aimé. En restant vous-mêmes, cela facilite la recherche de partenaires compatibles qui vous acceptent tel que vous êtes.

L'acceptation de soi facilite également la tolérance et l'acceptation des autres. Vous êtes plus en mesure de reconnaître et de respecter les différences chez l'autre, ce qui favorise une meilleure compréhension mutuelle et une communication plus ouverte entre partenaires.

Le fait de vous accepter et d'accepter les autres permet de réduire le stress et l'anxiété associés à la datation. Vous êtes moins préoccupé par le jugement des autres et plus en mesure de profiter pleinement des interactions avec les autres.

Lorsque vous vous acceptez et acceptez les autres, vous créez un environnement propice à des relations amoureuses plus épanouissantes et satisfaisantes. Ces relations sont fondées sur l'amour, le respect et la compréhension mutuelle, ce qui favorise une croissance personnelle et une connexion profonde.

En fin de compte, l'acceptation de soi et des autres est un élément capital pour trouver le bonheur et la satisfaction dans les relations amoureuses à quarante ans et au-delà.

Chapitre 3 : Communication et Compromis

3.1- Les bases d'une communication efficace dans les relations amoureuses

Les bases d'une communication efficace dans les relations amoureuses comprennent l'écoute active, l'expression honnête de ses sentiments, la compassion, la résolution de conflits constructive et le maintien d'une atmosphère de respect et de compréhension mutuelle.

3.2- La gestion des conflits et des désaccords de manière constructive

La gestion des conflits et des désaccords dans une relation amoureuse implique d'abord l'écoute active pour comprendre les perspectives de chaque partenaire, puis la communication ouverte et honnête pour exprimer ses propres sentiments et besoins. Il est essentiel de rester calme, de ne pas blâmer l'autre et de chercher des solutions ensemble. La recherche d'un compromis respectueux et la volonté d'apprendre et de grandir ensemble renforcent la relation.

3.3- L'art du compromis dans une relation mature

L'art du compromis dans une relation amoureuse mature consiste à trouver un équilibre entre les besoins et les désirs de chaque partenaire. Cela implique d'être ouvert à la discussion, de rechercher des solutions gagnant-gagnant et de faire preuve de flexibilité. Un compromis efficace nécessite également de la patience, de la compréhension et un engagement envers le bien-être de la relation, plutôt que de privilégier uniquement ses propres intérêts.

En fin de compte, c'est une démonstration de respect, d'amour et de volonté de faire des ajustements pour maintenir une relation saine et épanouissante.

Chapitre 4 : Équilibre entre Vie Professionnelle et Vie Personnelle

4.1- Trouver l'équilibre entre carrière et vie amoureuse à quarante ans

Trouver l'équilibre entre carrière et vie amoureuse à quarante ans implique de définir des priorités claires et de gérer son temps de manière efficace. Cela peut signifier déléguer certaines responsabilités professionnelles, fixer des limites claires entre le travail et la vie personnelle, et investir du temps et de l'énergie dans la relation amoureuse.

Communiquer ouvertement avec son ou sa partenaire sur ses objectifs professionnels et ses besoins personnels est également essentiel pour maintenir une connexion solide et un soutien mutuel.

En fin de compte, c'est une question d'équilibre dynamique et de compromis pour répondre aux besoins des deux domaines de la vie.

4.2- Gérer le stress et les exigences professionnelles tout en nourrissant une relation amoureuse

Gérer le stress et les exigences professionnelles tout en nourrissant une relation amoureuse nécessite une gestion efficace du temps et du stress.

Pour réussir cela, exprimez vos préoccupations et vos besoins, et assurez-vous de comprendre ceux de votre partenaire. La communication ouverte renforce la connexion et favorise le soutien mutuel.

Réservez des moments réguliers pour des activités partagées qui nourrissent votre relation amoureuse, même si c'est juste pour un dîner ensemble, une sortie galante ou une promenade après le travail.

Essayez de ne pas rapporter les soucis professionnels à la maison. Prenez le temps de décompresser et de vous détendre lorsque vous êtes ensemble.

Pour la gestion du stress, trouvez des techniques qui fonctionnent pour vous, comme la méditation, l'exercice physique ou la respiration profonde.

Fixez-vous des objectifs réalisables tant sur le plan professionnel que personnel, et reconnaissez que vous ne pouvez pas tout faire parfaitement tout le temps.

En investissant du temps et des efforts dans ces aspects, vous pouvez maintenir une relation amoureuse saine et épanouissante tout en naviguant dans les défis du monde professionnel.

4.3- L'importance du soutien mutuel dans les ambitions professionnelles et personnelles

Le soutien mutuel dans les ambitions professionnelles et personnelles est crucial pour une relation amoureuse épanouissante et réussie.

En effet, le soutien de votre partenaire vous donne la confiance nécessaire pour poursuivre vos objectifs, sachant que vous avez quelqu'un sur qui compter.

Cela favorise la croissance personnelle. Lorsque vous êtes soutenu dans vos ambitions, vous êtes plus enclin à prendre des risques et à poursuivre vos rêves, ce qui favorise votre croissance personnelle et professionnelle.

Le fait de savoir que vous avez le soutien de votre partenaire de vie peut réduire le stress lié à la poursuite de vos ambitions, car vous savez que vous n'êtes pas seul face aux défis.

En soutenant mutuellement vos ambitions, vous renforcez votre connexion. Le partage de vos espoirs, vos rêves et vos succès renforce les liens au sein de la relation.

Le fait de se soutenir mutuellement crée un environnement positif où chacun se sent valorisé et encouragé, ce qui favorise le bonheur et le bien-être dans la relation.

En résumé, le soutien mutuel dans les ambitions professionnelles et personnelles est essentiel pour une relation amoureuse saine et épanouissante. Il est bénéfique pour le renforcement de la confiance en soi, la croissance personnelle, la réduction du stress et création d'un environnement positif.

Chapitre 5 : Intimité et Sexualité

5.1- Naviguer dans l'intimité et la sexualité à quarante ans

Naviguer dans l'intimité et la sexualité à quarante ans peut être une période de redécouverte et d'approfondissement. Voici quelques points clés :

Pour une intimité et une sexualité réussie surtout à quarante ans et plus, il est nécessaire que les parties impliquées expriment leurs besoins, désirs et préoccupations. La communication honnête renforce la confiance et favorise une connexion plus profonde.

Les partenaires doivent prendre le temps d'explorer de nouvelles expériences et de redécouvrir ce qui fonctionne pour eux. Soyez ouvert à essayer de nouvelles choses, de nouveaux fantasmes et à expérimenter ensemble.

A quarante ans, le bien-être physique et émotionnel peut jouer un rôle important dans la sexualité. Assurez-vous donc de prendre soin de votre santé physique et émotionnelle pour maximiser votre plaisir sexuel et votre satisfaction sentimentale.

Trouvez des moyens de gérer le stress, car il peut avoir un impact négatif sur votre libido et votre intimité. Pratiquez la relaxation, l'exercice physique et d'autres techniques de gestion du stress pour maintenir un équilibre sain.

Acceptez les changements. Reconnaissez que votre corps, votre vitalité sexuelle et vos besoins en la matière peuvent changer avec l'âge, et soyez ouvert à adapter votre vie sexuelle et intime en conséquence. Acceptez ces changements avec compassion et compréhension.

5.2- La communication ouverte sur les besoins et les désirs sexuels

La communication ouverte sur les désirs et les besoins sexuels est important pour maintenir une relation intime épanouissante. Voici quelques conseils pour faciliter cette communication :

- **Créez un espace sûr** : Assurez-vous que vous et votre partenaire vous vous sentez à l'aise et en sécurité pour discuter de sujets intimes sans être jugés ni critiqués.

- **Soyez honnête et direct** : Exprimez vos désirs et vos besoins sexuels de manière claire et directe, en évitant les reproches ou la critique. Utilisez un langage respectueux et encourageant.

- **Écoutez activement** : Soyez attentif aux besoins et aux désirs de votre partenaire, et écoutez sans interruption ni jugement. Assurez-vous de comprendre pleinement ce que l'autre exprime.

- **Soyez ouvert à la discussion** : Soyez prêt à discuter ouvertement de sujets sensibles et à explorer de nouvelles idées ou expériences ensemble. Soyez réceptif aux suggestions de votre partenaire et prêt à compromettre si nécessaire.

- **Réglez les différends de manière constructive** : En cas de désaccord, abordez les problèmes avec calme et respect, en cherchant des solutions qui conviennent à vous deux. Évitez les attaques personnelles et concentrez-vous sur la résolution du problème.

En pratiquant une communication ouverte et respectueuse sur les désirs et les besoins sexuels du couple, vous renforcez la connexion et l'intimité dans votre relation tout en favorisant une vie sexuelle plus satisfaisante pour vous et votre partenaire.

5.3- Maintenir une connexion émotionnelle et physique à long terme

Maintenir une connexion émotionnelle et physique dans une relation amoureuse à quarante ans nécessite un engagement continu et une attention particulière à plusieurs aspects.

Les deux partenaires doivent continuer à partager leurs pensées, leurs sentiments et leurs expériences. La communication ouverte renforce la connexion émotionnelle et intime en favorisant la compréhension mutuelle.

Il faut cultiver l'intimité émotionnelle en cherchant des moments pour vous connecter émotionnellement avec votre partenaire, que ce soit en partageant des moments de qualité, en exprimant votre amour et votre appréciation, ou en soutenant activement l'un l'autre dans les moments difficiles.

Réservez-vous régulièrement du temps pour des activités partagées qui renforcent votre lien émotionnel et intime, comme des dates, des voyages ou simplement des soirées tranquilles à la maison.

Il est aussi important d'entretenir la passion physique. Pour cela, il faut continuer à investir dans votre vie sexuelle en explorant de nouvelles expériences, en communiquant ouvertement sur vos désirs et besoins sexuels, et en faisant de l'intimité physique une priorité dans votre relation.

Faites preuve de compassion et d'empathie envers votre partenaire, en étant attentif à ses besoins émotionnels, sexuels et physiques, et en travaillant ensemble pour surmonter les défis de la vie à cet âge.

En mettant l'accent sur la communication, l'intimité émotionnelle, sexuelle et physique, ainsi que sur la compassion et l'attention mutuelle, vous pouvez maintenir une connexion profonde et épanouissante dans votre relation amoureuse à quarante ans et au-delà.

Chapitre 6 : Famille et Responsabilités

6.1- Intégrer les familles et les responsabilités dans une relation amoureuse à quarante ans

L'intégration des familles et responsabilités dans une relation amoureuse à quarante ans peut nécessiter une communication ouverte et honnête, ainsi qu'une compréhension mutuelle des engagements et des priorités de chacun. Cela implique souvent de trouver un équilibre entre la vie familiale, professionnelle et personnelle, tout en maintenant une connexion forte et une affection continue dans la relation.

6.2- Gérer les enfants, les ex-conjoints et d'autres obligations familiales

La gestion des enfants, des ex-conjoints et d'autres obligations familiales dans une relation amoureuse à quarante ans nécessite une approche mature et respectueuse.

Une communication claire l'établissement de limites saines et la flexibilité sont essentiels pour réussir ce défi. Il est également important de reconnaître les besoins de chacun et de chercher des solutions qui fonctionnent pour tous les membres de la famille, tout en maintenant un lien solide avec votre partenaire.

6.3- Construire une famille ou une vie de couple harmonieuse malgré les défis

Construire une famille ou une vie de couple harmonieuse malgré les défis implique de la patience, de la compréhension et de l'engagement mutuel.

En travaillant ensemble pour résoudre les problèmes auxquels les partenaires font face, en communiquant ouvertement et en faisant preuve d'empathie pour l'un ou l'autre des parties engagées dans la relation, il est possible de surmonter les difficultés et de renforcer les liens au sein de la famille ou du couple.

Cela peut également être bénéfique, en cas de besoin, de rechercher un soutien extérieur, que ce soit par le biais de conseils professionnels ou de groupes de soutien, pour naviguer à travers les défis avec succès.

Chapitre 7 : Renouveler et Cultiver l'Amour

7.1- Cultiver la romance et la passion à travers les années

Il est important de cultiver la romance et la passion à travers les années dans une relation amoureuse à quarante ans. Cela passe par un effort intentionnel et une attention continue.

Voici quelques conseils pour maintenir cette flamme vivante au sein du couple :

- **Priorisez le temps de qualité ensemble** : Réservez-vous régulièrement du temps pour des activités romantiques et plaisantes, que ce soit des dîners aux chandelles, des escapades intimes en week-end ou simplement des soirées tranquilles à la maison.

- **Surprenez votre partenaire** : Gardez la spontanéité et la surprise dans votre relation amoureuse en planifiant des gestes romantiques inattendus, comme des petits cadeaux, des notes douces ou des invitations surprises.

- **Nourrissez l'intimité émotionnelle** : Partagez vos pensées, vos émotions, vos sentiments et vos aspirations avec votre partenaire pour renforcer votre connexion émotionnelle. La communication ouverte et honnête crée un lien profond et nourrit la romance.

- **Explorez votre sexualité ensemble** : Soyez ouvert à essayer de nouvelles choses, de nouveaux fantasmes et à explorer de nouveaux horizons dans votre vie sexuelle. Communiquez ouvertement sur vos désirs et besoins sexuels, et cherchez des moyens d'améliorer votre intimité physique.

- **Créez des souvenirs ensemble** : Partagez des expériences significatives et enrichissantes qui renforcent votre lien et créent des souvenirs durables, que ce soit en voyageant ensemble, en apprenant de nouvelles compétences ou en poursuivant des passions communes.

- **Entretenez la gratitude et l'appréciation** : Exprimez régulièrement votre gratitude et votre appréciation envers votre partenaire pour les petites choses qu'il fait et pour sa présence dans votre vie. La reconnaissance renforce les liens et alimente la romance.

En investissant du temps, de l'énergie et de l'attention dans les aspects précités, vous parviendrez à cultiver la romance et la passion à travers les années, et à maintenir une relation amoureuse épanouissante et enrichissante à quarante ans et au-delà.

7.2- Explorer de nouveaux intérêts et expériences ensemble

Explorer de nouveaux intérêts et expériences ensemble dans une relation amoureuse à quarante ans peut être une source de croissance, d'excitation et de connexion renouvelée.

Voici quelques idées pour enrichir votre relation à travers de nouvelles expériences :

- **Essayez de nouvelles activités** : Explorez ensemble des activités que vous n'avez jamais essayées auparavant, comme la cuisine africaine par exemple, la danse, la randonnée, l'escalade, ou même des cours d'art ou de musique.

- **Voyagez vers de nouveaux endroits** : Planifiez des escapades vers des destinations que vous avez toujours voulu visiter, que ce soit des villes voisines, des sites historiques, des parcs nationaux ou des destinations internationales.

- **Apprenez quelque chose de nouveau ensemble** : Inscrivez-vous à des cours ou des ateliers sur des sujets qui vous passionnent tous les deux, comme la photographie, la poterie, le yoga, ou même des cours de langue étrangère.

- **Impliquez-vous dans des activités communautaires** : Recherchez des opportunités de bénévolat, de volontariat ou de participation à des événements locaux qui vous permettent de vous impliquer ensemble dans votre communauté et de vous connecter à un niveau plus profond.

- **Explorez la nature** : Profitez du plein air en faisant des randonnées, du vélo, du camping, ou simplement en vous promenant dans de beaux parcs ou jardins botaniques à proximité.

- **Créez des rituels spéciaux** : Instaurez des traditions ou des rituels spéciaux que vous pouvez partager régulièrement, comme des soirées cinéma à la maison, des pique-niques le week-end, ou des soirées de jeu de société.

En explorant de nouveaux intérêts et expériences ensemble, vous renforcez votre connexion, stimulez votre croissance personnelle et créez des souvenirs précieux qui enrichissent votre relation amoureuse à long terme.

7.3- L'importance de l'adaptabilité et de l'évolution dans une relation à long terme

L'adaptabilité et l'évolution sont essentielles dans une relation amoureuse à long terme car les individus et les circonstances évoluent avec le temps.

Les partenaires changent et évoluent tout au long de leur vie. Être adaptable dans une relation permet à chaque partenaire de poursuivre sa croissance personnelle et de s'épanouir individuellement, tout en restant connecté à l'autre.

La vie apporte son lot de défis et d'obstacles imprévus. Être capable de s'adapter ensemble aux changements et aux défis renforce la solidité de la relation et favorise la résilience du couple.

Les intérêts, les besoins et les priorités peuvent également changer au fil du temps. En étant adaptable, vous pouvez vous ajuster pour maintenir une connexion profonde et significative avec votre partenaire malgré les changements.

L'adaptabilité permet d'explorer de nouveaux intérêts et de découvrir de nouvelles facettes de votre relation, ce qui peut raviver la passion et l'excitation à long terme.

Les modes de communication et les besoins émotionnels peuvent évoluer aussi avec le temps. Être capable de s'adapter à ces changements et de trouver de nouvelles façons de communiquer renforce la connexion émotionnelle dans la relation.

En résumé, l'adaptabilité et l'évolution sont cruciales pour une relation amoureuse réussie car elles permettent aux partenaires de croître ensemble, de surmonter les défis, de maintenir une connexion profonde, de renouveler la passion et de s'adapter ensemble aux changements de la vie.

Chapitre 8 : Faire Face aux Défis et aux Changements

8.1- Surmonter les défis inévitables dans une relation à quarante ans

Le défis dans une relation amoureuse à quarante ans peuvent être différents de ceux rencontrés à d'autres étapes de la vie, mais ils sont tout aussi réels et significatifs.

Pour faire face à ces défis, il est important d'adopter une communication ouverte et honnête, de prioriser votre relation, de trouver les moyens efficaces de gérer le stress, de cultiver la compassion et la compréhension au sein du couple et de travailler ensemble sur les problèmes auxquels le couple fait face.

L'intimité et le sexe au sein du couple restent des éléments cruciaux. Les partenaires doivent donc trouver des moyens de rester connectés émotionnellement, sexuellement et physiquement, que ce soit en planifiant des dates régulières, en partageant des moments intimes, ou en exprimant votre amour et votre appréciation l'un pour l'autre.

8.2- Faire face aux changements de santé, de carrière et de vie

Les changements de santé, de carrière et de vie à quarante ans peuvent être un défi, mais avec une communication efficace au sein du couple, du soutien mutuel et une résilience partagée, vous pouvez surmonter ces obstacles ensemble.

Pour y parvenir, exprimez vos préoccupations, vos besoins et vos sentiments à votre partenaire concernant les changements que vous vivez. La communication renforce la connexion émotionnelle et favorise un soutien mutuel.

Soyez là pour votre partenaire en période de changement en lui offrant votre soutien émotionnel, votre encouragement et votre compréhension. Assurez-vous de faire preuve de compassion et d'empathie face à ses difficultés.

Comprenez que les changements de santé, de carrière et de vie peuvent entraîner des ajustements dans votre relation amoureuse et dans la façon dont vous interagissez ensemble.

Soyez ouvert à réévaluer vos attentes et à trouver de nouveaux moyens de vous soutenir mutuellement.

Travailler ensemble pour surmonter les défis que vous rencontrez en développant des stratégies et des plans d'action conjoints. Assurez-vous de vous engager à résoudre les problèmes ensemble plutôt que de les affronter seuls.

Assurez-vous de mettre du temps pour prendre soin de votre propre santé et bien-être, ainsi que pour nourrir votre relation. Trouvez un équilibre entre soutenir votre partenaire et prendre soin de vous-même.

Exprimez votre gratitude envers votre partenaire pour son soutien et son engagement envers vous pendant les périodes de changement. Renforcez votre connexion en reconnaissant les petites choses que vous appréciez chez l'autre.

8.3- L'importance du soutien mutuel et de l'engagement dans les moments difficiles

Dans une relation amoureuse mature, le soutien mutuel et l'engagement sont essentiels pour surmonter les moments difficiles.

Savoir que votre partenaire est là pour vous soutenir dans les moments difficiles renforce la confiance dans la relation. Vous pouvez compter sur votre partenaire pour être présent et vous soutenir lorsque vous en avez le plus besoin.

Ensemble, vous pouvez surmonter les défis avec force et résilience. Le soutien mutuel renforce votre capacité à faire face aux difficultés et à trouver des solutions ensemble.

Les moments difficiles peuvent rapprocher les partenaires en renforçant leur connexion émotionnelle. L'acte de se soutenir mutuellement dans les moments difficiles crée un lien profond et durable dans la relation.

Le fait de faire face aux difficultés ensemble renforce l'engagement envers la relation. En surmontant les défis main dans la main, vous renforcez votre détermination à rester ensemble et à faire fonctionner votre relation.

En outre, les moments difficiles offrent l'opportunité de grandir individuellement et en tant que couple. En vous soutenant mutuellement, vous pouvez apprendre et évoluer ensemble, renforçant ainsi votre relation à long terme.

Chapitre 9 : Réflexions sur l'Amour et la Maturité

9.1- Les leçons apprises et les conseils pour une relation amoureuse épanouissante à quarante ans

À l'âge de quarante ans, de nombreuses leçons ont probablement été apprises grâce aux expériences passées. Voici quelques conseils basés sur ces leçons pour réussir une relation amoureuse à cet âge :

- Priorisez une communication ouverte et honnête et cultivez l'amitié :

Développez une relation basée sur une amitié solide, une communication ouverte et un soutien mutuel. Partagez des intérêts communs, riez ensemble et traitez-vous comme des amis aussi bien que des amoureux.

- Priorisez la connexion émotionnelle : Investissez dans votre connexion émotionnelle en partageant vos pensées les plus profondes, vos rêves et vos peurs avec votre partenaire. Soyez là l'un pour l'autre dans les bons moments comme dans les mauvais.

- Faites preuve de compassion et de compréhension : Soyez compatissant envers votre partenaire et faites preuve de compréhension lorsque des défis surviennent. Cherchez à comprendre son point de vue et soyez prêt à pardonner et à avancer.

- Nourrissez la passion et l'intimité : Cultivez la passion et l'intimité dans votre relation en prenant le temps de vous connecter physiquement, sexuellement et émotionnellement.

Entretenez la flamme en planifiant des moments romantiques et en exprimant votre amour et votre appréciation l'un pour l'autre.

- **Pratiquez le respect et la gratitude** : Respectez votre partenaire en tant qu'individu unique et exprimez votre gratitude pour sa présence dans votre vie. Montrez-lui régulièrement à quel point vous appréciez ses actions et ses qualités.

En suivant ces conseils et en tirant parti des leçons apprises, vous pourrez construire et entretenir une relation amoureuse épanouissante et durable à l'âge de quarante ans et au-delà.

9.2- La beauté et la richesse des relations amoureuses matures

Les relations amoureuses matures ont une beauté et une richesse uniques qui se développent avec le temps et l'expérience.

Elles sont souvent caractérisées par une connexion émotionnelle profonde et authentique. Les partenaires se connaissent bien, se soutiennent mutuellement et partagent une intimité émotionnelle qui est le fruit de nombreuses années passées ensemble.

Les couples matures développent souvent une complicité et une camaraderie qui sont le résultat de nombreuses expériences partagées ensemble. Ils sont capables de rire ensemble, de s'amuser et de se soutenir mutuellement à travers les hauts et les bas de la vie.

Avec le temps, les partenaires apprennent à se respecter et à s'admirer pour leurs forces et leurs qualités uniques. Ils reconnaissent la valeur de leur relation et la contribution de chacun à son épanouissement.

Les relations amoureuses matures offrent l'opportunité de grandir et d'évoluer ensemble en tant qu'individus et en tant que couple. Les partenaires se soutiennent mutuellement dans leur développement personnel et sont ouverts à apprendre l'un de l'autre.

Les couples matures offrent souvent un sentiment de stabilité et de sécurité émotionnelle. Ils savent qu'ils peuvent compter l'un sur l'autre en cas de besoin et se sentent en sécurité dans leur relation.

Ils ont souvent acquis une certaine sagesse et une maturité qui enrichissent leur relation. Ils ont appris des leçons importantes au fil des ans et sont capables de faire face aux défis de la vie avec résilience et confiance.

En somme, les relations amoureuses matures sont belles et riches en raison de la profondeur émotionnelle, de la complicité, du respect mutuel, de la croissance personnelle et de la stabilité qu'elles offrent. Elles sont le fruit d'un engagement continu, d'une communication ouverte et d'un amour authentique qui se renforce avec le temps.